LES DANGERS

DE

L'ALCOOLISME

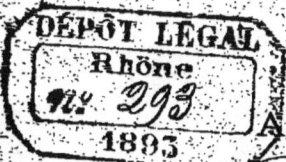
PAR

A. LAFONT

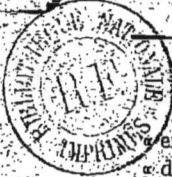

« Lorsque je pense aux funestes
« effets du vin, je ne puis m'empêcher
« de le regarder comme le présent
« le plus redoutable que la nature
« ait fait aux hommes.
« MONTESQUIEU. »

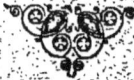

LYON
BUREAU DE LA SOCIÉTÉ DE TEMPÉRANCE
31, quai de la Guillotière, 31

LIBRAIRIE H. GEORG, PASSAGE DE L'HOTEL-DIEU

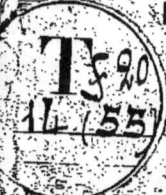

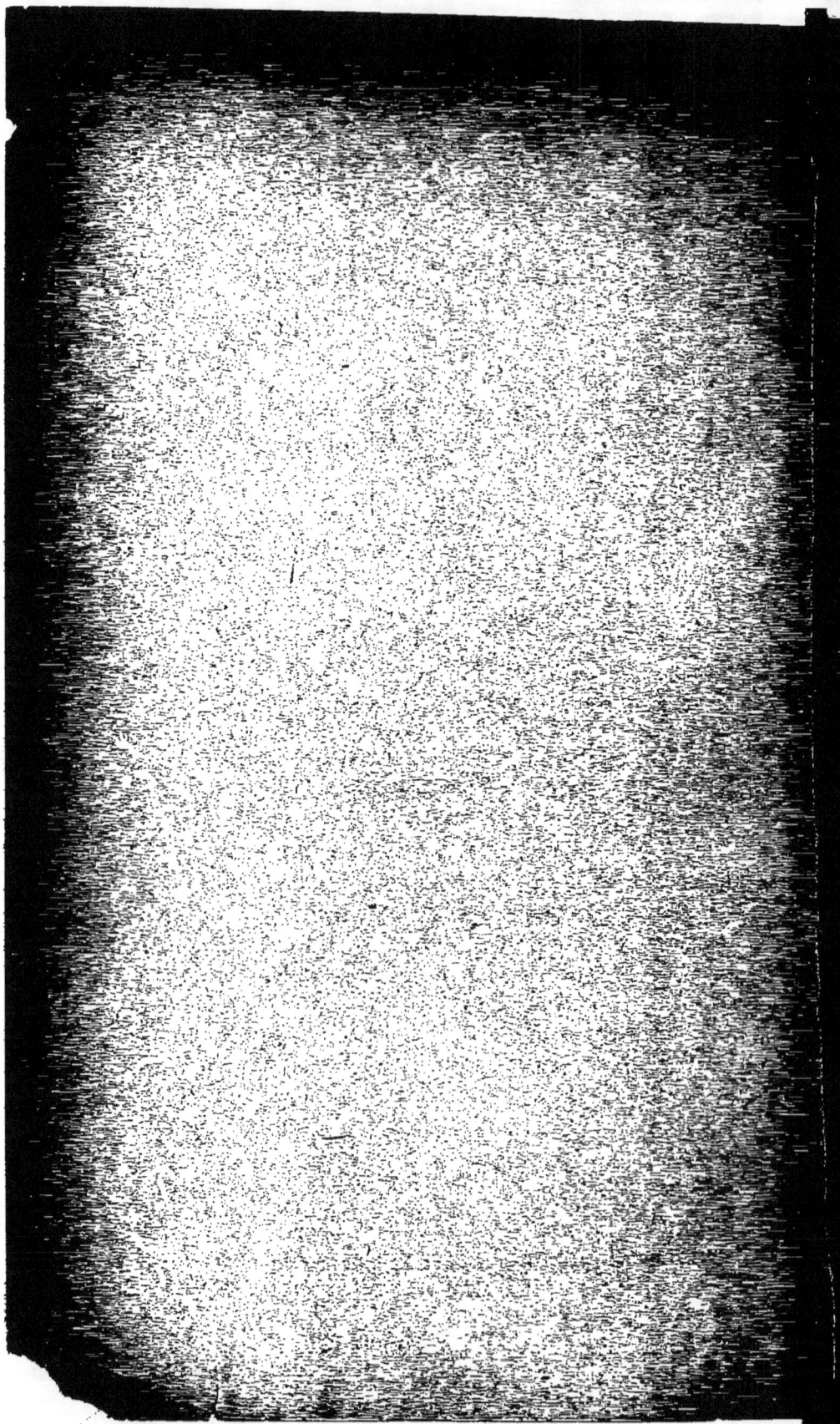

LES DANGERS

DE

L'ALCOOLISME[1]

Jamais on ne s'était autant occupé d'hygiène qu'à l'époque actuelle, et pourtant, nous ne savons par suite de quelle étrange contradiction, jamais le niveau de la santé publique n'avait été si bas, jamais on n'avait vu tant de personnes atteintes de débilité physique. D'après M. Claude, des Vosges, rapporteur, en 1887, de la commission d'enquête du Sénat sur le régime des alcools, le nombre de conscrits réformés par les conseils de révision avait quadruplé en moins de 10 ans, de 1875 à 1885, et cette situation, au lieu de s'améliorer,

---

(1) OUVRAGES A CONSULTER : Dr VILLARD : Leçons sur l'alcoolisme ; CLAUDE des Vosges : Rapport fait au nom de la commission d'enquête du Sénat sur le régime des alcools ; Dr JOLLY : le Tabac et l'Absinthe ; Dr RIANT : l'Alcool et le Tabac ; Dr BERGERON : Rapport sur les dangers des boissons alcooliques (Académie de médecine, séance du 3 octobre 1871) ; Dr GALLAVARDIN : Alcoolisme et Criminalité ; Dr CHATELAIN : Conférence sur l'alcoolisme : Gd DICTIONNAIRE LAROUSSE ; 2e supplément, voir : Alcoolisme ; A. COSTE, Alcoolisme et Epargne, etc.

tend, au contraire, à s'aggraver davantage.
On prétend même que, malgré le triage sé-
vère qui est opéré, nos soldats d'aujourd'hui
seraient loin d'avoir les mêmes forces, la même
résistance aux fatigues que ceux d'autrefois.
Et ce ne sont pas seulement nos jeunes conscrits qui sont plus faibles, c'est la population
tout entière. Notre vieille et forte race française
dégénère d'une façon inquiétante. Dans les
villes, les hommes fortement charpentés et
d'un tempérament robuste sont une exception,
et dans les campagnes même, on ne rencontre
plus que rarement les solides constitutions de
jadis. On se plaint partout de gastralgie,
d'inappétence, d'anémie, de malaises de toutes
sortes, mais particulièrement de troubles
digestifs; des hommes paraissant bien consti-
tués, dans la force de l'âge, vers les trente
ou quarante ans, sont prédisposés à toutes
sortes de maladies et ont besoin d'un régime
particulièrement soigné; beaucoup de femmes
sont atteintes de névroses incompréhensibles,
et un grand nombre d'enfants sont malingres,
souffreteux, ont le teint pâle et la peau flasque
et ridée.

D'où vient qu'il y ait ainsi, surtout dans les
centres ouvriers, tant de personnes rachiti-
ques, déjetées, lymphatiques, énervées? D'où
vient surtout que cette dégénérescence physique des populations n'ait commencé à se
manifester que depuis une cinquantaine d'années seulement?

Ce fait si évident et absolûment anormal
doit avoir nécessairement une cause. Quelle
est-elle?

On en donne bien des raisons et ce serait
sans doute une erreur que de l'attribuer à
une cause unique, mais s'il y a réellement plu-

sieurs causes, il n'y en a du moins qu'une principale, auprès de laquelle toutes les autres n'ont qu'une importance secondaire, et cette cause principale sera facile à découvrir, si l'on veut bien remarquer que les populations les plus atteintes sont précisément celles qui consomment la plus grande quantité d'alcools et de boissons fermentées.

On pourrait citer beaucoup d'exemples à l'appui de cela, mais nous devons nous borner aux deux suivants qui suffiront, pensons-nous, à le faire comprendre.

Dans les montagnes du Lyonnais et du Forez qui ne produisent pas de vin, disait un médecin distingué, il y avait autrefois une superbe population ; mais avec l'industrie est venue l'aisance, et, avec l'aisance, l'habitude des alcools. Qu'en est-il résulté ? La population a rapidement dégénéré. — Dans tel canton de la Savoie, à l'époque de l'annexion à la France, on ne trouvait parmi les conscrits que de beaux hommes, presque tous propres au service de la cavalerie ; on n'y trouve plus aujourd'hui que des conscrits très ordinaires, bons tout au plus pour faire des fantassins. Et pourquoi ? Parce que les habitants de ce canton qui ne buvaient que de l'eau autrefois, se sont habitués, depuis un certain nombre d'années, à boire le vin blanc et les eaux-de-vie qui leur viennent de la Suisse.

L'alcool, voilà ce qui a abâtardi si rapidement ces populations ; voilà la cause de notre dégénérescence physique : « l'alcool enlève les forces, l'alcool tue, » disait Henri de Parville dans une de ses chroniques. L'alcool fait courir les plus grands dangers aux peuples qui s'y livrent. C'est ce que nous nous proposons, dans cette étude, de faire comprendre à ceux qui n'auraient prêté, jusqu'à ce jour, qu'une oreille distraite à cette question.

HISTOIRE DE L'ALCOOLISME

Ce n'est pas d'aujourd'hui qu'on a reconnu les dangers de l'abus des boissons fermentées. La plupart des anciens législateurs punissaient sévèrement l'ivrognerie. Platon recommandait de ne pas boire de vin avant l'âge de vingt-deux ans ; à Rome, au temps de la République, l'usage en était interdit aux hommes jusqu'à l'âge de trente ans et aux femmes durant toute leur vie. On cite même le cas d'une dame romaine qui fut condamnée à mourir de faim pour avoir dérobé les clefs du cellier. La loi des douze tables l'interdisait formellement ; les lois de Solon punissaient de mort l'archonte qui paraissait en public en état d'ivresse. A Athènes, il y avait des inspecteurs chargés de surveiller les festins, et les magistrats infligeaient des peines sévères pour les moindres excès de vin.

Chez les Locriens, c'était un crime digne de mort que de boire du vin sans l'ordonnance d'un médecin. Le Coran en défend l'usage aux sectateurs de Mahomet. Charlemagne, dans un de ses capitulaires, avait rendu passible de la peine des verges ou de la prison, non-seulement l'ivresse publique, mais même l'innocent usage de « trinquer ». Et plus tard, François Ier rendit, en 1536, un édit où on lit ceci : « Quiconque sera trouvé ivre sera incontinent constitué prisonnier au pain et à l'eau « pour la première fois ; la seconde fois... sera « battu de verges... ; la tierce fois, sera puni « d'amputation d'orteil, noté d'infamie et ban-

« ni. Si par ébriété lesdits ivrognes com-
« mettent aucun mauvais cas, ne leur sera
« pour cette occasion pardonné, mais seront
« punis de la peine due au délit et davantage
« pour ladite ébriété. »

Toutes ces pénalités si sévères démontrent
surabondamment l'étendue et les dangers du
mal qu'on voulait combattre. Elles furent généralement impuissantes à le réprimer. Nos
pères, les Gaulois, qui, dès la plus haute anti-
quité, paraissent avoir su cultiver la vigne
avec le plus grand succès, savaient aussi faire
le meilleur vin, et ils étaient tellement enclins
à l'ivrognerie que, s'il faut en croire Diodore
de Sicile, ils donnaient un esclave pour une
coupe de vin.

Chez les Grecs et chez les Romains, malgré
leurs lois draconiennes, l'ivrognerie, dont
les plus grands personnages donnaient
l'exemple, était très répandue et marchait de
pair avec la corruption des mœurs.

Un seul moyen paraît avoir eu une certaine
efficacité pour combattre cette terrible passion, et encore ne réussit-il pas tout à fait,
c'est l'arrachage complet des vignes, comme
on le pratiqua, en Europe, et particulièrement
dans les Gaules, sous l'empereur Domitien,
et en Arabie, du temps de Mahomet. Celui-ci,
effrayé des effets de l'intempérance pour les
destinées de son peuple, fit détruire complètement tous les vignobles.

Pendant plusieurs siècles, par suite des
édits de Domitien, une bonne partie de
l'Europe resta privée de vin. Ce n'est que
clandestinement qu'il apparaissait sur les
tables les plus somptueuses des riches personnages de l'époque.

Mais la passion de l'ivrognerie a toujours

été tellement forte que, pendant ce long inter-
valle, on avait appris à faire des boissons alcooliques avec d'autres substances que le moût
de raisin ; de sorte que, lorsque la culture
de la vigne fut de nouveau répandue, on ne
s'enivra plus seulement avec le vin, mais encore avec la bière et le cidre. Ainsi, rien n'a
jamais pu détruire complètement ce redoutable fléau.

Mais la simple ivrognerie d'autrefois était
anodine relativement aux maux qu'engendre
aujourd'hui, non plus l'abus, mais même le
simple usage des alcools et des boissons
alcooliques frelatées qui se vendent en si
grande quantité dans d'innombrables débits.
L'usage du vin, malgré les nombreux abus
qu'on en faisait, ne paraissait pas altérer
profondément la santé des populations. On
lui attribuait même certains avantages, particulièrement celui d'engendrer cette belle
humeur, cet esprit gaulois dont notre peuple
était si fier.

Aujourd'hui, bonne santé et belle humeur
ont disparu, chassées par l'alcoolisme. Nous
n'avons plus seulement à combattre l'ivrognerie, vice dégradant et dangereux sans doute,
mais l'empoisonnement général des populations par toutes sortes de produits d'une toxicité plus ou moins redoutable. Le vin éga-
yait, l'alcool assombrit ; il produit l'hébête-
ment, la folie, et toutes sortes de maux dont
nous parlerons tout à l'heure.

L'alcoolisme proprement dit ne date que
d'une cinquantaine d'années — le mot est de
1852. — Il est né avec la production des alcools d'industrie.

Jusque vers 1840, l'alcool avait fait peu
parler de lui. Au commencement du XIIIᵉ siè-

cle, un alchimiste, Arnaud de Villeneuve,
l'avait, dit-on, découvert en cherchant la
pierre philosophale ; et ses propriétés remar-
quables qu'on croyait de nature à retarder la
vieillesse, à prolonger la vie, à conjurer la
mort même, le firent surnommer *eau-de-
vie*. On le considérait comme un remède à
tous les maux. Pendant plusieurs siècles on
le vendit à prix d'or et par gouttes — c'est de
là que vient l'expression « boire la goutte ».—
On ne le trouvait que dans les pharmacies,
comme médicament soigneusement contrôlé
par des médecins-inspecteurs. Quelques peuples en avaient néanmoins reconnu, semble-
t-il, de bonne heure, les propriétés dangereuses, puisque les Chinois firent brûler, dit-on,
dans leur pays, le premier distillateur de vin.

Ce n'est que vers le XVIᵉ siècle, quand la
production de cette eau précieuse eut aug-
menté, que les riches, qui seuls pouvaient en
payer le prix, commencèrent à en faire un
usage régulier. Mais, bientôt après, sa valeur
ayant diminué, le peuple, par esprit d'imita-
tion, suivit cet exemple, et se mit aussi à
« boire la goutte ».

Toutefois la production de l'eau-de-vie de
vin étant assez restreinte, et cette eau-de-vie
étant peu dangereuse, eu égard à la toxicité
des alcools qu'on vend aujourd'hui, on ne s'é-
tait guère inquiété de cette habitude.

Vers 1845 seulement, on commença à s'en
préoccuper. L'industrie ayant découvert, quelques années auparavant, des procédés nou-
veaux pour extraire à bon marché l'alcool de
toutes sortes de substances, la consommation
augmenta rapidement, et le péril devint ma-
nifeste. Depuis cette époque, elle n'a cessé de
suivre une progression effrayante, et le danger est devenu, chaque année, plus pressant.

CONSOMMATION DE LA FRANCE EN ALCOOLS
ET BOISSONS FERMENTÉES

En 1843, la France ne produisait à peu près que 479,000 hectolitres d'alcool; en 1850, elle en produisait déjà 940,000 hectolitres, et en 1890, elle en a produit 2,214,000 hectolitres. Mais comme il en a été importé, pendant cette même année, 138,000 hectolitres et exporté 335,000 hectolitres, il ne reste qu'à peu près deux millions d'hectolitres pour la consommation intérieure; quantité de laquelle il faut toutefois déduire un peu plus de 100,000 hectolitres, qui sont employés pour les usages industriels ou pour la fabrication des vinaigres; mais si l'on tient compte, d'un autre côté, de la fraude énorme qui se fait sur les alcools, par suite surtout du privilège des bouilleurs de cru, on arrive à un chiffre bien plus élevé. M. Claude, des Vosges, estimait, en 1887, la consommation réelle à trois millions d'hectolitres, mais ce chiffre paraît pourtant exagéré.

Ainsi, la consommation en alcool pur, dans notre pays, peut donc être évaluée à 5 ou 6 litres au moins par habitant, soit environ 10 à 12 litres d'eau-de-vie. Et si l'on défalque de cette proportion les personnes qui ne boivent pas ou ne boivent que très peu d'alcool, comme la plupart des femmes et des enfants, on peut compter que chaque buveur consomme au moins une trentaine de litres d'eau-de-vie par an.

Dans certaines villes, comme à Montreuil-sur-Mer, par exemple, la consommation s'élève à 23 litres d'alcool pur, soit 50 litres d'eau-de-vie par habitant.

Pour détailler cette énorme quantité de

liquide, il y a, en moyenne, dans toute la France, un débit de boissons pour 86 habitants. Paris en a un pour 77. Comme beaucoup de personnes ne fréquentent ni cafés ni cabarets et ne consomment que très peu d'alcool, on peut dire que, dans notre pays, une trentaine de buveurs suffisent à peu près pour faire vivre un débitant.

Dans certains départements, la proportion est beaucoup plus forte. Dans le Pas-de-Calais, il y a un débit pour douze buveurs, et dans le Nord, où l'on trouve souvent un débit sur trois maisons, dix buveurs suffisent pour faire vivre le débitant. La consommation y atteint le chiffre énorme de 40 à 50 litres d'eau-de-vie par habitant, ce qui représente, pour chaque buveur, une consommation invraisemblable.

Voilà pour l'alcool seulement. Mais si l'on ajoute à cela, d'abord la consommation en vin, qui est de 38 millions d'hectolitres environ pour toute la France, soit à peu près un hectolitre par habitant — dans certaines villes ce chiffre est dépassé de beaucoup : Paris en consomme 185 litres, et St-Etienne, la ville de France où l'on boit le plus de vin, 2 hectolitres 1/2, — et ensuite, la consommation en cidre (12 millions d'hectolitres), bière, poirée, etc., on arrive à un chiffre bien plus effrayant encore.

Il est donc vrai, comme l'a dit quelqu'un, que l'homme, contrairement à l'âne, est un animal qui boit, même quand il n'a pas soif.

Et maintenant, voyons ce que sont ces différents liquides ; sont-ils inoffensifs ou non ? Etant donné les quantités absorbées, il ne saurait y avoir de question plus importante.

TOXICITÉ DES ALCOOLS, LIQUEURS ET BOISSONS
ALCOOLIQUES

Les alcools et boissons alcooliques qu'on consommait autrefois étaient des produits naturels, dont l'abus n'était, certes, pas sans danger, mais qui ne contenaient aucune substance capable d'altérer la santé de ceux qui n'en faisaient qu'un usage modéré.

Aujourd'hui, il n'en est plus ainsi ; la plupart de ces liquides, les vins comme les autres, sont, le plus souvent, des produits industriels, tous plus ou moins toxiques, et rendus plus dangereux encore par des falsifications sans nombre.

Les alcools de vin, les meilleurs, ne représentent qu'une infime quantité de la production totale. On en produisait encore en France 530,000 hectolitres en 1875, avant l'invasion du phylloxéra, mais on n'en a plus produit que 14,000 hectolitres en 1883, après que celui-ci a eu détruit la plus grande partie des vignobles.

On obtient l'alcool avec toutes sortes de substances végétales, fruits, grains, betteraves, pommes de terre, etc.

Tous ces alcools, connus sous les noms de méthylique, amylique, butylique, propylique, etc., sont très toxiques. Un seul exemple suffira pour le prouver : Pour tuer un chien de 15 kilos, il faut 120 grammes d'alcool de vin, tandis qu'il n'en faut que 25 d'alcool de pommes de terre. Et c'est malheureusement ce dernier qu'on trouve, avec ceux de grains et de betteraves, qui n'en valent pas mieux, presque exclusivement dans le commerce. Ce sont ces alcools mal rectifiés, contenant certaines essences particulières très dangereuses,

qui servent à la fabrication d'à peu près toutes
les liqueurs, de sorte qu'avec des noms différents, selon la préparation qu'on leur a fait
subir, c'est toujours le même poison qu'on boit.
Et ces liqueurs, consommées en si grandes
quantités dans les cafés et débits de toutes
sortes, sont même plus dangereuses que les
alcools naturels, à cause des substances, la
plupart du temps nuisibles, qui servent à leur
donner le bouquet et des nombreuses falsifications dont elles sont l'objet.

Voici, du reste, quelques-unes de ces falsifications, telles qu'elles ont été résumées par
A. Debarle, dans un article paru, il y a quelques années, dans l'*Estafette* :

« On fait des bouquets de cognac, de rhum
« où il entre du cachou, du sassafras, de
« l'éther butyrique, de l'éther acétique ; la co-
« loration est faite au moyen de cachou, d'é-
« corce de chêne. Le bouquet de kirsch s'ob-
« tient avec de la nitro-benzine brute ou de
« l'eau de laurier-cerise. Les bouquets fins
« se préparent avec un mélange d'acide prus-
« sique, d'essence d'amandes amères ou de
« cyanure de phényle...

« L'absinthe est la plus meurtrière de ces
« préparations. Elle contient, selon les qua-
« lités, de 40 à 70 0/0 d'alcool. Seuls, les
« fabricants honnêtes la colorent avec du jus
« de mélisse, d'hysope ou d'ortie ; les autres
« se servent de curcussa, d'indigo, de vert de
« gris, qui donnent, sous l'action de l'eau, le
« précipité opalescent qui caractérise cette
« liqueur.

« Les docteurs Magnan, Challand et Macé
« ont fait connaître les conséquences terribles
« de l'absinthe par l'expérience suivante :

« Etant donné deux coupes d'eau, con-

« tenant chacune des poissons vivants, six
« gouttes d'essence d'absinthe versées dans
« l'une tueront plus vite les poissons que la
« même quantité d'acide prussique versée
« dans l'autre.

« Le vermouth, dont les plus craintifs font
« usage, est à base d'absinthe. Il contient de
« 17 à 18 0/0 d'alcool absolu et, naturelle-
« ment, le vin qui sert à sa préparation est
« de mauvaise qualité ; les herbes, elles-
« mêmes, sont souvent avariées et l'on masque
« leur mauvais goût au moyen d'acide sulfu-
« rique ou d'acide chlorhydrique. Aussi, après
« un usage régulier de quelques verres cha-
« que jour, le consommateur est pris au bout
« de peu d'années d'une gastralgie sans re-
« mède. »

Les bitters et la nombreuse famille des
amers ne valent guère mieux, étant fabriqués
à peu près dans les mêmes conditions. Et
quant aux liqueurs de qualité prétendue su-
périeure, si le bouquet en est plus fin, la
toxicité n'en est certainement pas moindre.

Les vins, eux aussi, sont l'objet d'innombrables sophistications, ayant surtout pour
but de masquer l'eau qu'on y ajoute en grande
quantité. Sans parler des vins sortant de caves
où il n'y a autre chose qu'un puits, une pompe
et des bocaux pleins d'une substance connue
sous le nom d'extrait sec, ceux qui viennent
de chez le vigneron contiennent souvent de
l'eau, du sucre, de l'alun, du sel, du plâtre,
du sulfate de cuivre, du marbre en poudre, etc.
Le débitant y ajoute encore à nouveau de
l'eau et, avec l'eau, du mauvais alcool et di-
verses autres substances, comme de la glycé-
rine, de la cochenille, de l'orseille, du cam-
pêche, des teintures extraites de la houille et

surtout des dérivés de fuschine, obtenus à
l'aide de l'acide arsénieux. On arrive ainsi à
avoir l'illusion du vin ; la couleur en est
belle, mais le goût ne rappelle que de bien
loin celui du raisin, et, quant à l'estomac, il
s'en accommode fort mal. Les vins fins même,
sont loin d'échapper à la fraude. Que de vins
très ordinaires, mais savamment manipulés,
ne boit-on pas sous couvert d'une belle éti-
quette indiquant un cru renommé !

Les bières et les cidres ont aussi leurs
fraudeurs et contiennent souvent des ingré-
dients très nuisibles à la santé. Il est aujour-
d'hui très rare de trouver un breuvage alcoolique qui ne renferme aucune substance
toxique. On est exposé à tout instant à avaler
des poisons violents tels que : fuschine, sulfate
de cuivre, acide arsénieux, strychnine, acide
prussique, etc. Ces poisons ne sont pris qu'en
très petites quantités, c'est vrai, mais à force
de répéter les doses ils finissent par avoir un
effet désastreux sur la santé.

Comment s'étonner, après cela, que tant de
personnes se plaignent de gastralgies ou de
malaises de toutes sortes et que cet état de la
santé publique, cet abâtardissement de la
race que nous signalions en commençant cette
étude, ait été si rapidement amené. Au fur et
à mesure qu'a monté la consommation de
l'alcool, le niveau de la santé publique a
baissé. Et quand on songe à l'énorme quantité
qui est absorbée de ces liquides si nuisibles,
on ne peut qu'être frappé de l'effroyable danger qu'un pareil torrent de poison, déversé
chaque jour sur les populations, fait courir
aux nations qui ne prendront pas des mesures
énergiques pour en combattre l'usage.

Il n'y a guère qu'une cinquantaine d'années,

avons-nous dit, que sévit le fléau de l'alcoolisme et déjà tout le monde peut en constater
les désastreux effets. Que sera-ce dans un
siècle, si rien ne l'arrête ? Nous laissons à
chacun le soin de répondre à cette question.

Pour rendre plus sensibles ces dangers,
nous allons passer rapidement en revue, en
nous appuyant sur les travaux des hommes
les plus compétents en la matière, l'influence
de l'alcoolisme sur la folie, la criminalité, les
suicides, les décès et l'hérédité.

INFLUENCE DE L'ALCOOLISME SUR LA FOLIE

Tout le monde sait que l'alcool agit surtout
sur le cerveau ; aussi n'est-il pas étonnant de
voir la folie augmenter dans la même proportion que la consommation de ce dangereux
liquide.

Voici un fait qui prouve incontestablement
l'influence des mauvais alcools, dits d'industrie, sur le développement de cette terrible
affection :

A Lyon, d'après un rapport du médecin,
directeur de l'asile de Bron, les fous ne
viennent pas des villages où la vigne est cul-
tivée et où l'on consomme sur place le cru,
mais des villages où les cabarets et cafés dé-
bitent des liqueurs achetées par l'intermé-
diaire de commis-voyageurs.

En France, d'après les statistiques dressées
par le sénateur Claude, des Vosges, il y avait
dans les asiles d'aliénés, de 1861 à 1865, une
proportion de 14,78 0/0 d'alcooliques. Cette proportion s'est élevée à 21,90 0/0 de 1881 à 1885,
chiffre, au reste, bien au-dessous de la réalité,
puisque pour près de la moitié des aliénés on
n'a pas de renseignements précis.

La Seine-Inférieure est un des départements où la consommation de l'alcool est la plus forte, aussi ses asiles d'aliénés comptent-ils le 40 0/0 d'alcooliques.

A l'asile de Bâle, le nombre de cas de folie alcoolique, qui était de 19,3 0/0 de 1842 à 1850, s'est élevé à 49,7 0/0 de 1871 à 1880.

Les Indiens n'ont-ils pas raison de désigner par le même mot : *ranjam*, ivrogne et enragé ou fou.

INFLUENCE DE L'ALCOOLISME SUR LA CRIMINALITÉ

La criminalité a suivi, elle aussi, la même progression que la consommation de l'alcool.

Les délits et les crimes contre les mœurs ont quadruplé de 1875 à 1885.

Le Dr Baer, très compétent en ces matières, dit que, dans la plupart des pays, les 50 à 60 0/0 des crimes sont commis sous l'influence de l'intoxication alcoolique.

D'après les recherches de M. Marambat, communiquées, le 3 avril 1888, à l'Académie de Médecine, il y aurait à Paris, parmi les condamnés, 72 0/0 d'alcooliques.

On trouve :

Parmi les voleurs.	75 0/0 d'alcooliques.
Parmi les condamnés pour outrages aux mœurs	63 —
Parmi les vagabonds et mendiants	79 —
Parmi les assassins	50 —
Parmi les incendiaires.	57 —
Parmi les fauteurs d'actes de violence contre les personnes	88 —
Parmi les fauteurs d'actes de violence contre la propriété.	77 —
Parmi les récidivistes	78 —

Et cette proportion se retrouve à tous les âges.

Le délire alcoolique, disait le Dr Lunier, il y a une vingtaine d'années, produit, en France, tous les ans, en moyenne 87,600 inculpés de toutes catégories. En 1885, d'après M. Claude, des Vosges, 222,000 individus, presque trois fois plus, ont comparu devant les tribunaux pour faits commis en état d'ivresse.

INFLUENCE DE L'ALCOOLISME SUR LES SUICIDES

Le nombre des suicides n'est pas non plus resté en arrière. Il était, vers 1830, de 1.700 pour la France entière ; il s'élève, aujourd'hui, à plus de 8,000 par an.

Dans le nord de la France, où l'on consomme beaucoup d'alcool, il y a eu, en 1889, 36 suicides, par 100,000 habitants, tandis qu'il n'y en a eu que 13 ou 14 dans le Midi, où cette consommation est plus faible.

C'est donc dans les départements où l'on boit le plus de liqueurs fortes que la proportion des suicides est la plus considérable.

Il y a, à Paris, 1 suicide sur 72 décès, et en Suède, où la consommation de l'alcool est bien plus grande qu'en France, il y a, en moyenne, 1 suicide sur 57 décès.

Environ 1 suicide sur 8 peut-être attribué directement à l'alcoolisme ; de sorte qu'il y aurait en France, d'après cette proportion, tous les ans, un millier d'invidus qui mettraient fin à leurs jours par suite d'excès de boisson.

Ces chiffres n'ont rien d'étonnant, si l'on songe à la dégradation, à la misère, aux souffrances de toutes sortes qu'engendre l'alcoolisme. Le malheureux ivrogne qui, dans

un éclair de lucidité, après avoir constaté son
impuissance à lutter contre la passion qui
l'étreint, plonge les regards dans l'abîme où
il se sent irrésistiblement glisser, ne peut faire
autrement que d'être pris de vertige ; un pro-
fond désespoir s'empare de son âme, et c'est
alors qu'il se décide à en finir avec une existence aussi misérable.

INFLUENCE DE L'ALCOOLISME SUR LA MORTALITÉ

Le tableau de la mortalité annuelle dans
les différentes professions prouve d'une ma-
nière incontestable l'influence de l'alcoolisme
sur le nombre des décès. En Angleterre,
tandis qu'il n'y a que 8 décès sur 1,000 individus parmi les membres du clergé et 12 parmi
les ouvriers agricoles, il y en a 34 chez les
garçons de café ou d'hôtel, soit environ quatre
fois plus.

La mortalité est plus grande chez les ouvriers qui usent de boissons alcooliques,
même modérément, que chez ceux qui s'en
abstiennent complètement.

En Angleterre encore, chez les Récabites et
les Fils de la Tempérance, sociétés composées
d'abstinents, le total des journées de maladie,
pour les hommes de 18 à 70 ans, est de 7,48
par semaine, tandis qu'il est de 26 chez les
Oldfellows non abstinents. Et la mortalité annuelle qui est de 11 °⁰/₀₀, parmi les membres
des sociétés de tempérance, s'élève à 23 °⁰/₀₀,
un peu plus du double, parmi les autres.

Les sociétés anglaises d'assurances sur la
vie ont fait la remarque que la mortalité, chez
les abstinents, était de 25 % au-dessous de la
moyenne. Aussi, quelques-unes d'entre elles
assurent, dit-on, dans deux catégories, les
abstinents et les non abstinents.

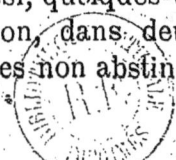

En Australie, la vie moyenne qui était de 35 ans chez les convicts, forcément abstinents, n'était que de 23 ans parmi la population civile.

En Allemagne, il meurt 40,000 personnes par an, victimes de l'alcoolisme, en Angleterre, 60,000 et en Russie, 160,000, dont 7 par jour à Saint-Pétersbourg seulement. Malgré la dégénérescence physique dont nous avons parlé, la France est encore dans une situation très prévilégiée sous ce rapport; le nombre annuel de décès, par suite d'alcoolisme, ne s'élèverait qu'à 5 ou 6,000 environ.

En temps d'épidémie les alcooliques sont toujours les premiers frappés, ce qui prouve l'influence néfaste de l'alcool sur notre organisme.

Il est incontestable que l'alcool fait plus de victimes que toutes les épidémies réunies.

INFLUENCE DE L'ALCOOL SUR L'HÉRÉDITÉ

Mais les terribles effets de l'alcool ne s'arrêtent pas à la mort, ce terme fatal où finissent pourtant toutes nos misères; ils s'étendent encore à la postérité de l'ivrogne et c'est là que ses dangers sont les plus effrayants. Les enfants d'alcooliques sont presque toujours atteints de débilité physique et leurs facultés mentales sont rarement bien équilibrées. Le Dr Legrain, médecin en chef de l'asile d'aliénés de Ville-Evrard, a dressé la statistique de 215 observations qui ont porté sur des familles d'alcooliques ; 110 de ces observations embrassent 2 générations ; 98, 3 générations, et 7, 4 générations. Ces familles ont eu 819 descendants sur lesquels il a trouvé :

37 naissances avant terme . . . . .) 6 %
16 mort-nés . . . .)

121 morts précoces (de convulsions surtout) 15 —
38 cas de débilité physique très favora- ⎫
    bles à la tuberculose. . . . . . . ⎬ 11 —
55 cas de tuberculose déclarée. . . . . ⎭
145 cas d'aliénation avec délire . . . . . . 18 —
_____
412 individus en tout sur 819, soit . . . . 50 %

L'autre moitié de ces descendants d'alcooliques comprenait des déséquilibrés, des épileptiques et des hystériques.

Le Dr Delasiauve avait également constaté dans son service, à la Salpêtrière, que sur 83 enfants épileptiques, 60 avaient des parents ivrognes. Ces 60 familles d'alcooliques avaient eu 301 enfants dont 132 étaient morts en bas-âge, 90 étaient épileptiques et 48 avaient eu des convulsions dans l'enfance et en étaient restés mal conformés pour la plupart.

D'après le Dr Morel, de Rouen, l'alcool agirait comme suit dans les familles :

1re génération : Dépravation morale, excès alcooliques ;

2e — Ivrognerie habituelle, accès de manie, ramollissement cérébral ;

3e — Hypocondrie, mélancolie, suicides, homicides ;

4e — Imbécillité, idiotisme, stérilité, extinction de la famille.

Ainsi, d'après un des plus célèbres aliénistes de France, les familles d'ivrognes s'éteindraient vers la quatrième génération. Darwin avait constaté le même fait. C'est la réalisation de cette menace contenue dans le Décalogue: « Je punirai l'iniquité des pères sur les enfants jusqu'à la troisième et quatrième génération. » Sans doute parce qu'il est bon que, dans la nature, les éléments gangrenés ou nuisibles soient éliminés.

—Quelquefois, l'hérédité saute une génération qui reste saine, mais elle ne manque guère de reparaître à la génération suivante. L'alcool ne pardonne pas.

———

Après cette revue rapide des faits qui ont été prouvés par la statistique, il est impossible de nier le danger de l'alcoolisme. Qu'en sera-t-il, nous le répétons, de notre peuple au bout de trois ou quatre générations, si rien ne vient restreindre la consommation du terrible poison, et si, au contraire, cette consommation continue à suivre la progression qu'elle a suivie jusqu'à ce jour?

Il est inutile d'ajouter à ces faits le tableau de la dégradation morale que subit l'ivrogne, dégradation qui provient surtout de l'affaiblissement irrémédiable de la volonté. Tout le monde connaît des ivrognes, et tout le monde a été témoin de ces ruines physiques et morales qui placent l'homme au-dessous de l'animal. Pour l'ivrogne, il n'y a plus ni dignité, ni devoir, ni travail, ni avenir, ni intérieur, ni famille. Le pain de ses enfants ne l'inquiète pas : en possession de sa paie de la semaine, il va au cabaret et la dépense tout entière pour satisfaire sa passion. Que lui importe qu'il y ait quelque part, dans une mansarde, sans meubles et sans feu, une femme et des enfants en guenilles, qui souffrent la faim et le froid et qui pleurent, abandonnés de leur soutien naturel! S'il entre un moment au logis, c'est pour crier, tempêter, distribuer des coups ou voler peut-être les quelques sous que sa femme a péniblement gagnés et sur lesquels elle comptait pour acheter un peu de pain aux enfants.

Il devient rapidement incapable de travailler ; son intelligence s'obscurcit, ses forces s'en vont et ses mains tremblantes ne font plus que du mauvais ouvrage. Il se fait renvoyer de tous les ateliers et, après avoir jeté sa famille dans la situation la plus désespérée, dépourvu qu'il est de toute énergie pour résister à cette sorte de fatalité qui l'entraîne vers l'abime, il n'y a plus pour ce malheureux que deux alternatives : le suicide ou la prison et, de fait, c'est par là qu'il termine généralement sa misérable existence.

Ainsi, en résumé, pour l'ivrogne, plus de volonté, de frein moral, plus de cœur, plus d'intelligence, plus de forces pour le travail, paresse irrémédiable, plus de famille, plus de postérité. C'est un dégénéré, un abruti, il tombe dans une sénilité précoce ; c'est un être à charge à lui-même et à sa famille, et dangereux pour la Société.

Voilà pour le passif de l'alcool. Qu'invoque-t-on à son actif ? Quels sont ses avantages ? Est-il, comme on le prétend, un aliment ? Donne-t-il des forces ? Réchauffe-t-il ? C'est ce qu'il nous reste à examiner avant de conclure.

L'ALCOOL N'EST PAS UN ALIMENT

« Le vin, dit le docteur Riant, est un très
« énergique excitant, mais il n'est pas un
« aliment... il ne peut être que l'adjuvant
« utile, *mais très accessoire*, d'une bonne et
« suffisante alimentation. On doit bien se
« garder de fonder la croyance aux proprié-
« tés nutritives du vin sur ce fait, que celui
« qui boit beaucoup de vin ou de liquides
« alcooliques a besoin de moins d'aliments.

« C'est un malade dont l'alcool a supprimé
« l'appétit à force d'irriter les organes diges-
« tifs. La fièvre aurait autant de titres à être
« regardée comme un aliment... et si parfois
« un embonpoint trompeur se produit, si
« certains buveurs engraissent, c'est que
« l'alcool s'est emparé de tout l'oxygène du
« sang; il n'en reste plus pour brûler les ali-
« ments gras qui s'accumulent dans les
« tissus ; dépôt inutile qui atteste non la
« santé, mais l'imperfection de l'assimilation.
« La graisse se dépose dans tous les organes:
« foie, reins, cœur, vaisseaux ; elle altère
« leurs fonctions, cause des hydropisies et
« des dégénérescences fatales... »

Le vin, pris pur, surtout le matin à jeun,
non-seulement ne nourrit pas, mais il peut, à
lui seul, produire tous les accidents dus à
l'alcoolisme. *Il n'est pas toujours nécessaire
de s'enivrer pour devenir alcoolique.* Ils sont
nombreux ceux qui le deviennent en ne bu-
vant du vin qu'à leurs repas seulement.

Beaucoup de vins sont alcoolisés par suite
de l'opération dite « du vinage », et c'est ce
qui en rend l'usage, même normal, si dangereux. Mais, ne seraient-ils pas alcoolisés,
que l'usage exclusif du vin pur comme boisson est mauvais. « La quantité d'eau renfer-
« mée dans le vin, dit encore le Dr Riant, est
« insuffisante pour maintenir en dissolution
« les principes salins de nos sécrétions ;
« ceux-ci se précipitent alors et forment des
« dépôts, connus sous les noms de graviers,
« gravelle ou pierre. »

Et quant aux eaux-de-vie et aux liqueurs,
qu'on s'est accoutumé de boire à jeun le matin
ou avant les repas, sous prétexte d'ouvrir les

voies à l'appétit, leur usage est plus pernicieux encore.

Rien n'est plus fâcheux que l'habitude de ces prétendus apéritifs.

Voici comment s'exprimait, à cet égard, le Dr Bergeron, dans un rapport adopté à l'unanimité par l'Académie de médecine de Paris, le 3 octobre 1871. Quoiqu'un peu ancien, ce rapport n'a rien perdu de son actualité.

« Introduite dans un estomac vide, l'eau-
« de-vie, même à dose très modérée, le con-
« gestionne, excite ses contractions et aug-
« mente la sécrétion des sucs digestifs... Si
« ce fait se produit fréquemment, et surtout
« s'il devient habituel, la rougeur congestive
« est plus vive, plus persistante, une vérita-
« ble inflammation se développe, les sucs di-
« gestifs deviennent plus rares et font place
« à des liquides plus nuisibles qu'utiles au
« travail de la digestion ; puis, à la longue,
« on voit succéder à l'inflammation, tantôt et
« plus souvent, un épaississement, une in-
« duration qui, en paralysant les mouvements
« de l'estomac et en arrêtant ses sécrétions
« normales, le rendent incapable de digérer...

« Toute boisson alcoolique, vin, bière, ci-
« dre, eau-de-vie ou liqueur, lorsqu'elle est
« prise en dehors des repas, agit beaucoup
« plus rapidement et avec beaucoup plus
« d'énergie sur les organes, et particulière-
« ment sur l'estomac et sur le cerveau, que
« lorsqu'elle est mélangée aux aliments. L'im-
« mense majorité des cas d'alcoolisme aigu
« ou chronique est due à la funeste habitude
« qu'ont aujourd'hui tant de gens, et cela
« dans toutes les classes, de prendre, soit le
« matin à jeun, soit avant le repas du soir, les
« uns du vin pur, les autres, en bien plus

« grand nombre, des vins alcooliques secs,
« de l'eau-de-vie ou des liqueurs. C'est à ce
« pernicieux usage et à ses progrès si rapi-
« des depuis vingt ans qu'il faut attribuer,
« en partie, l'affaissement physique et moral
« dont le pays ressent si cruellement les tris-
« tes effets. »

L'ALCOOL NE DONNE PAS DES FORCES

Si l'alcool ne nourrit pas, il serait bien étonnant qu'il donnât des forces, et, de fait, il n'en
donne pas. Pour s'en convaincre, il n'y a
qu'à voir la puissance musculaire des monta-
gnards, de certains paysans ou des ouvriers
qui ne boivent que de l'eau. On a même remarqué que les portefaix originaires des
pays où l'on ne boit que de l'eau étaient généralement plus forts que les autres. Bien plus,
il semble, au contraire, qu'au lieu d'augmenter les forces, l'alcool les diminue. Tout le
monde a remarqué qu'un verre de vin capi-
teux ou un petit verre d'eau-de-vie augmente
considérablement les pulsations du cœur.
Celles-ci, qui sont au nombre de 60 par mi-
nute chez un homme au repos, et qui représentent alors à peu près le 1/5 de la dépense
musculaire du corps, s'élèvent rapidement,
sous l'influence de l'alcool, à 80 ou 90, d'où
il résulte évidemment pour le cœur une perte
d'énergie vitale qui doit nécessairement man-
quer ailleurs.

Par cette excitation momentanée qu'il produit, l'alcool semble augmenter les forces;
on se sent pour quelques heures un entrain
inaccoutumé; en réalité, il n'en est rien, c'est
le coup de fouet qu'on donne à un cheval; il
lui fait déployer pendant quelques instants

une vigueur factice, mais il l'épuise rapidement. En un moment, on dépense les forces
d'une journée entière. Cela peut être utile,
dans certains cas urgents, pour donner ce
qu'on appelle vulgairement un coup de col-
lier, mais on ne saurait l'employer, sans in-
convénient, pour un effort qui doit être long-
temps soutenu. Voici, du reste, d'après M. H.
de Parville, une expérience concluante à cet
égard :

« M. Parketa de Nettley choisit, il y a quel-
« ques années, un certain nombre de soldats
« du même âge, et, autant que possible, de
« force égale ; il les divisa en deux bandes.
« Il donna à l'une de la bière et d'autres
« boissons alcooliques ; à l'autre, de l'eau, du
« café, du thé, du cacao, mais pas d'alcool.
« Puis il les mit toutes deux à l'ouvrage avec
« une paie proportionnée au travail effectué.

« Au début, la troupe alcoolique fit plus
« de besogne ; quand les hommes commen-
« cèrent à se fatiguer, ils recoururent à la
« bière, toujours à leur disposition. Mais l'effet
« de l'alcool finit par s'épuiser, et, à la tom-
« bée de la nuit, la troupe abstinente avait
« une grande avance sur l'autre. Il en fut
« ainsi pendant plusieurs jours, jusqu'à ce
« que les soldats qui buvaient de la bière
« eussent demandé à suivre le régime des
« abstinents, pour gagner, disaient-ils, plus
« d'argent.

« On acquiesça à leur demande ; les absti-
« nents prirent de l'alcool, et les autres
« l'abandonnèrent. Ce fut alors la bande des
« alcooliques qui eut, au début, tout l'avan-
« tage, puis elle fut devancée, à la fin de la
« journée, par les buveurs d'eau, et ceux-ci
« conservèrent le premier rang jusqu'à la fin
« de l'expérience. »

L'alcool ne donne donc pas des forces; pour un travail soutenu, il doit être absolument rejeté.

L'ALCOOL NE RÉCHAUFFE PAS

Quelque étonnant que cela paraisse, tellement le préjugé est enraciné, l'alcool ne réchauffe pas. C'est ce qui résulte de l'expérience aussi bien que des témoignages les plus irrécusables.

On remarqua, pendant la campagne de Russie, en 1812, que les soldats qui succombaient le plus vite sous l'action du froid étaient ceux qui usaient des liqueurs fortes.

Les guides de Chamonix et de l'Oberland ne prennent qu'un peu de vin léger pour les soutenir dans leurs marches d'hiver sur les montagnes. Ils savent très bien, de même que les religieux du Mont Saint-Bernard, que l'alcool est la cause la plus fréquente de la mort des voyageurs au milieu des neiges.

L'expérience a de même fait proscrire l'usage de l'alcool pour les voyageurs qui s'en vont dans les régions polaires.

« Cela n'est pas étonnant, dit le Dr Gallavardin, de Lyon, puisque le thermomètre, placé sous l'aisselle immédiatement avant et une demi-heure après l'absorption des boissons alcooliques, démontre que celles-ci font baisser la température du corps. »

AVANTAGES DES BOISSONS ALCOOLIQUES ET DES ALCOOLS

Mais si les boissons fermentées ne sont pas un aliment, si elles ne donnent pas des forces et si elles ne réchauffent pas, quel est donc leur avantage ?

Il parait être assez mince, eu égard à leurs inconvénients. L'usage modéré du vin ou des boissons dites hygiéniques, à condition, toutefois, de pouvoir se les procurer absolument naturelles et de bonne qualité, parait favoriser la digestion en excitant les sécrétions de l'estomac. Et encore nous semble-t-il bon de ne pas s'y habituer sans nécessité, de crainte de ne pouvoir se passer, plus tard, de cette assistance artificielle.

A notre avis, ce qu'on peut dire de mieux du vin, c'est qu'il constitue, dans les conditions que nous venons d'indiquer, une boisson agréable au palais, à peu près inoffensive et utile, dans certains cas, pour faciliter la digestion ou pour corriger la mauvaise qualité des eaux.

Quant aux eaux-de-vie et liqueurs de toutes sortes, même en les supposant de bonne qualité, leur utilité, comme usage journalier du moins, est plus que douteuse. L'alcool peut être un bon médicament, mais, de même que tous les médicaments, il ne doit être pris que dans les circonstances exceptionnelles, quand le besoin s'en fait réellement sentir; hors de là, il est toujours dangereux.

Ce qui constitue la boisson naturelle par excellence, c'est l'eau. En général, les buveurs d'eau ont un excellent estomac et se portent très bien, ce qui n'est, certes, pas sans produire un excellent effet sur leur caractère. Ils n'ont pas moins de force et d'entrain que les buveurs de boissons fermentées, et ne sont pas exposés à toutes sortes de maux et d'accidents qui atteignent ceux-ci.

CONCLUSION

Voilà donc établi, aussi clairement que cela
nous a été possible, le bilan de ce fameux
alcool, qui fait tant parler de lui aujourd'hui.
S'il a quelques avantages, par contre, que
d'inconvénients !

Pur et de bonne qualité, il rend beaucoup
moins de services qu'on ne croit ; mais,
comme il est presque impossible de se le procurer tel dans le commerce, où il est, par
surcroît, l'objet d'innombrables falsifications
souvent très dangereuses, on ne saurait faire
trop d'efforts pour en combattre même l'usage.

Si les anciens, pour détruire la simple ivrognerie, vice dégradant et dangereux, sans
doute, avaient fait tant de sacrifices et pris
des mesures si sévères, que devons-nous faire,
nous, Français du XIXᵉ siècle, si fiers de notre
civilisation, pour arrêter les progrès d'un pareil fléau ; le plus terrible des fléaux dont
l'humanité ait jamais été affligée ; fléau qui,
outre les dangers déjà signalés, cause encore
annuellement, en France, la perte de la somme
énorme d'environ deux milliards, dépensés,
d'après le docteur Gallavardin, par les ouvriers seulement, dans 440,000 cabarets? Si
les 70 ou 80 francs que chaque habitant de
notre pays consacre, chaque année, à l'achat
d'alcool sous toutes les formes, étaient employés à l'amélioration du régime alimentaire
et de l'habitation, quel bien-être n'en résulte-
rait-il pas ? On dépense, en boissons fermen-

tées, à peu près deux fois autant qu'en pain,
et l'on se plaint de la misère des classes la-
borieuses !

Sans nier ce qu'il y a de juste dans certaines revendications ouvrières, n'y a-t-il pas
là une des principales causes des souffrances
du peuple ? Supprimez l'usage de l'alcool
meurtrier, et la question de l'extinction du
paupérisme aura fait un pas immense. Vie de
famille rétablie, aisance introduite dans le
ménage, bonne santé et belle humeur d'autrefois revenues, tels seraient les heureux effets
de l'abandon d'une habitude pernicieuse à
tous égards. Et si tout l'argent qui est employé
actuellement pour le traitement ou l'entretien
des victimes de l'alcoolisme, malades, aliénés,
délinquants ou criminels, était employé en
œuvres de prévoyance, que de souffrances ne
soulagerait-on pas ? Et que serait-ce encore, si
l'on ajoutait à tout cela le montant des dom-
mages causés par les ivrognes ?...

Si, par un procédé quelconque, on pouvait
arrêter tout à coup la production de l'alcool
dans le monde entier, de telle sorte qu'il de-
vînt bientôt impossible de s'en procurer, l'humanité, loin de souffrir de cette perte, ferait
un pas immense vers le progrès. « Lorsque
« je pense aux funestes effets du vin, disait
« déjà Montesquieu, je ne puis m'empêcher de
« le regarder comme le présent le plus redou-
« table que la nature ait fait aux hommes. »

Quelle conclusion pratique tirer de tout
cela ? Nous laissons le soin de le dire à une
voix plus autorisée que la nôtre, à l'Académie
de Médecine de Paris, par l'approbation
qu'elle donna, à l'unanimité, au mémoire du
Dr Bergeron, déjà cité, et qui se termine ainsi :
« (que) ceux qui, enclins à se laisser entraî-

« ner à des écarts de régime, ou adonnés
« déjà à quelqu'une des habitudes alcooliques
« les moins dangereuses en apparence, sont
« encore assez maîtres d'eux-mêmes pour
« profiter d'un avertissement, s'observent
« donc? qu'ils étudient leurs sensations, qu'ils
« cherchent à se rendre compte des effets
« que produit sur eux soit le vin pur, soit
« l'eau-de-vie, sous quelque forme qu'ils les
« prennent; que pour faire la contre-épreuve,
« ils se sèvrent pendant un temps plus ou
« moins long de ce stimulant qui leur plaît et
« qui leur est devenu habituel; puis, qu'ils
« comparent, et bientôt ils ne pourront mé-
« connaître que la force physique plus cons-
« tamment égale, s'est véritablement accrue,
« que leur appétit est plus vif et plus régu-
« lier, que leurs digestions sont moins péni-
« bles, et qu'enfin leur esprit est plus net et
« plus actif. Or, pour ceux qui ont quelque
« souci de leur dignité, ou au moins de leur
« santé, cette épreuve suffira peut-être, et
« ils couperont court à des habitudes dont
« ils auront eux-mêmes constaté les fâcheux
« effets. Mais il faut qu'ils fassent plus
« encore, il faut qu'ils entrent, avec tous les
« gens pénétrés de l'amour du bien public,
« dans une ligue contre l'alcoolisme, pour
« faire, à leur tour, de la propagande; car il
« faut désormais lutter contre cet implacable
« ennemi, sans repos ni trève: le salut de
« l'avenir est à ce prix. »

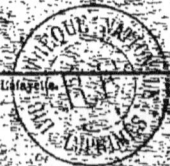

Lyon. — Imp. Aliancy et Faicon, 5, Cours Lafayette.

126

www.ingramcontent.com/pod-product-compliance
Lightning Source LLC
Chambersburg PA
CBHW070800210326
41520CB00016B/4765